LA

MÉDECINE DU PROGRÈS

GUÉRISON

DES MALADIES RESPIRATOIRES

ET DES MALADIES CHRONIQUES

PAR LA MÉTHODE ÉLECTRIQUE ET AÉROTHÉRAPIQUE

Du Dr H.-A.-B. **HUGUET** (de Vars)

De la Faculté de Médecine de Paris

Étude sommaire avec 3 gravures et 22 observations

« L'estomac est un organe qui demande
» à être entouré de soins pieux. »

MICHEL PETER

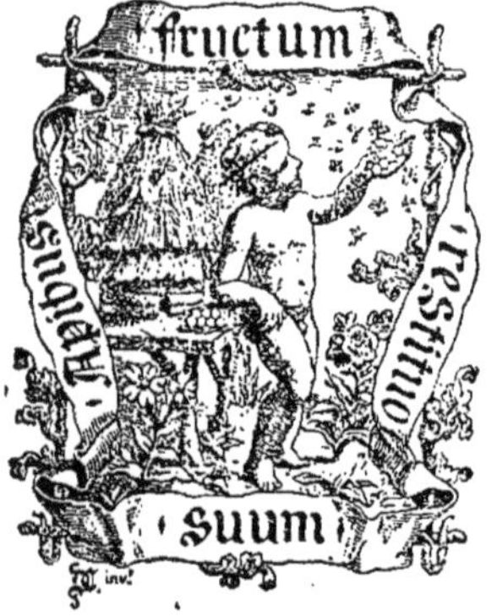

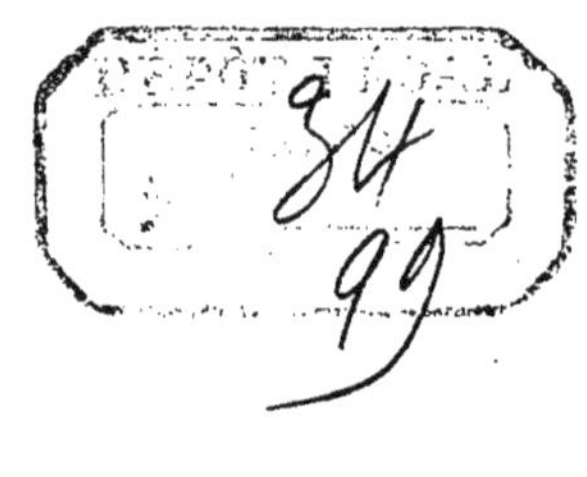

PARIS

SOCIÉTÉ D'ÉDITIONS SCIENTIFIQUES

BASÉE SUR LA MUTUALITÉ

4, RUE ANTOINE-DUBOIS, 4

1899

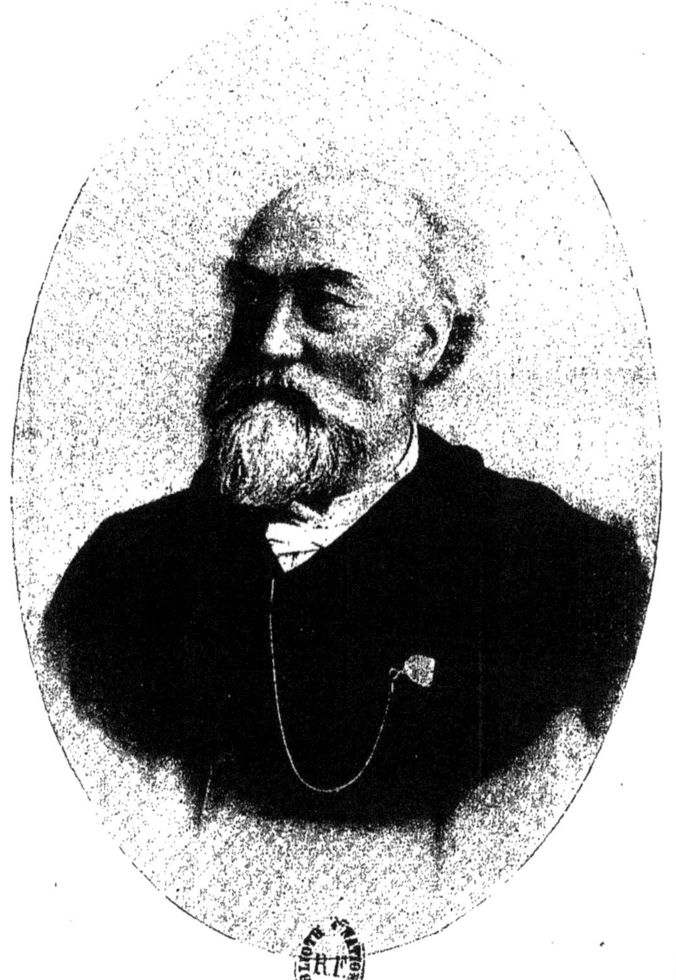

Docteur H.-A.-B. HUGUET (de Vars)

AVERTISSEMENT

Ceux qui souffrent de maladies rebelles et chroniques, et principalement les personnes affligées de ces interminables affections des voies respiratoires, sentent d'eux-mêmes le besoin de faire trêve à la médecine des drogues et de se réfugier dans la cure *purement physique*.

Cette remarque avait été faite, il y a plus de vingt ans, par le Dr Huguet et la fondation de son confortable et luxueux « Etablissement médical de la rue de Londres » n'eut pas d'autre cause. Dédaigneux de la réclame tapageuse et poursuivant la voie scientifique qu'il s'était tracée, le Dr Huguet, s'inspirant de la parole de celui qui *prouvait le mouvement en marchant*, a démontré la valeur curative de sa méthode, par les nombreuses guérisons réalisées au cours des lésions les plus graves, parmi les malades d'une clientèle d'élite confiée à ses soins.

L'œuvre entreprise doit être, plus que jamais, continuée, à Paris, où manquent les Etablissements médicaux bien outillés. A côté des applications multiples de l'électricité, figure le système breveté d'absorption médicamenteuse par les voies aériennes. Ce système, si ingénieux, du Dr Huguet présente d'incontestables avantages, hautement reconnus par Vulpian, Dujardin-Beaumetz, Chevreul, etc., à une époque où l'estomac de nos contemporains a grand besoin d'être ménagé. Avec l'inhalateur Huguet, le dosage des médicaments les plus actifs peut être réalisé *mathématiquement* : quant à leur pénétration, elle est assurée par l'*ozonisation* qui sert de véhicule aux substances volatiles et leur donne, pour ainsi dire, des ailes.

De même que l'ozone est le passe-port des médicaments, pour les voies respiratoires, de même l'électrisation cutanée, selon la méthode du Dr Huguet, assure l'absorption par la peau, si aléatoire, et (disons le mot) si contestée. La « *pulvérisation électrique* » est donc un réel progrès thérapeutique.

Naturellement, il s'agit d'effets réalisés à longue échéance. Ce ne sont pas quelques séances d'aérothérapie ou d'électricité, qui peuvent assurer la guérison, dans des états morbides datant souvent de plusieurs mois ou de plusieurs années. Mais l'inhalation ozonisée du Dr Huguet réalise le milieu aérien aseptique des *sanatoria* à hautes altitudes et permet, en outre, l'absorption et l'imprégnation balsamo-antiseptique, sulfureuse, iodée, alcaline, arsénicale, etc., tandis que ses appareils électriques régénèrent et équilibrent une vitalité générale insuffisante et s'adressent à toutes les perturbations, multiformes, du système nerveux.

La méthode du Dr Huguet agit, avec autant de précision que de douceur, *sans jamais dépasser le but proposé*, sans jamais causer de trouble notable dans l'économie la plus impressionnable. Le succès lui est venu précisément de ce fait, que notre savant confrère et maître a su remplacer les moyens violents et perturbateurs de la médecine classique par un retour aux procédés naturels d'absorption et de réaction *vitalistes*. Ces procédés, dont la douceur est loin d'exclure l'énergie, ont semblé, à tous les médecins compétents, remplis de hardiesse, dans leur circonspection même. Aussi ont-ils toujours témoigné la plus grande sympathie aux méthodes Huguet, en dépit du tort causé par elles aux vieilles doctrines de l'Ecole.

CHAPITRE PREMIER

AVANTAGES DE LA MÉTHODE DU Dr HUGUET

Malgré les progrès incontestés de la science médicale, il est hors de doute que l'art de guérir est encore dans l'enfance. La médecine des drogues, si variable avec les théories du jour, ne repose évidemment pas sur des bases exclusivement rationnelles : de là, les mécomptes, les intolérances et, il faut bien l'avouer, les accidents, plus fréquents qu'on pense. Si je voulais relever ici, rien que pour ces dix dernières années, les cas d'empoisonnements causés par l'ingestion des antiseptiques et des alcaloïdes, l'acide salicylique, le sublimé, la morphine, l'aconitine et les brômures ; si je voulais incriminer tous ces nouveaux remèdes, plus ou moins extraits de la houille (antipyrine, phénacétine, lactophénine, acétanilide), et dont nous ignorons au juste l'action totale, j'épuiserais l'espace qui m'est réservé dans cette brochure.

C'est surtout l'estomac, le foie et les reins, qui souffrent de nos débauches médicamenteuses : l'estomac, qui s'est offert, dans ce sens, un nouveau registre morbide, « la dyspepsie médicamenteuse » (que de gens s'indigèrent parce qu'ils se droguent !) ; le foie, frappé de torpidité ou d'atonie ; les reins, en proie à l'albuminurie et à la désorganisation, — tout cela, par l'empoisonnement médicamenteux chronique.

N'oublions pas que certaines doses, *inoffensives selon les formulaires*, peuvent causer des effets déplorables sur certains sujets dont nous ignorons les modes de réaction et d'élimination —, autrement dit la *susceptibilité* médicamenteuse (ce que les anciens nommaient l'*idiosyncrasie*). Mais ce n'était pas assez des poisons végéto-minéraux, dont la médecine moderne faisait déjà de si dangereux abus. De nouveaux systèmes, prétendus curatifs, nous sont nés dernièrement : je veux parler des traitements par les virus animaux, des injections de sérums, de ferments, d'extraits organiques et autres poisons bactériologiques. Ces systèmes (malgré le bon vouloir souvent désintéressé de leurs auteurs), ont causé et causent encore, tous les jours, de nombreuses désillusions. On peut même affirmer que (sauf peut-être le vaccin du croup), ces méthodes nouvelles sont, la plupart du temps, infidèles ou désastreuses (1).

Après les essais malencontreux et les accidents retentissants, une inévitable réaction nous ramène toujours aux *agents physiques*, c'est-à-dire à la médecine *naturelle*. Longtemps négligée ou reléguée au second plan, elle peut relever fièrement la tête, lorsqu'elle se présente, comme dans la méthode du Dr Huguet, avec ses grandes lettres de naturalisation. Au lieu du dédale des formules infidèles et inconstantes, c'est l'emploi utile et continu, des médications vraiment modificatrices. Au lieu du maniement des plus redoutables poisons, frappant, en aveugles, tantôt la maladie et tantôt les malades, nous assistons à une tactique médicamenteuse disciplinée, — *atténuée et raréfiée* peut-être, mais capable, au plus haut point, d'irradier son énergie ambiante et de vivifier tous nos actes physiologiques. Au lieu d'une arme à deux tranchants, il s'agit d'un véritable instrument *de précision*, établi d'après les immortels principes de l'art hippocratique : *primo non nocere* (d'abord, ne pas nuire).

(1) Pour bien montrer au lecteur qu'il ne s'agit point ici d'une simple vue de l'esprit, reproduisons le récent débat de l'Académie de médecine sur les *Dangers de la médication thyroïdienne* — Le Dr François Franck expose les indications, contre-indications et dangers de la médication thyroïdienne — ce mode de traitement, fort en usage à l'heure actuelle, et qui consiste à faire des injections de suc de corps thyroïde d'animaux.

Il montre que cette médication, bienfaisante dans le cas où elle est indiquée, c'est-à-dire chaque fois que le corps thyroïde est supprimé anatomiquement ou fonctionnellement, est des plus dangereuses dans le cas contraire, c'est-à-dire quand la fonction thyroïdienne a conservé son activité.

Dans la première série rentrent tous les cas de myxœdème et ses variantes (crétinisme, infantilisme) ; on y a rangé aussi des maladies chroniques telles que l'artério-sclérose et autres manifestations de la diathèse arthritique. Sur ce point, M François-Franck ne se prononce pas, considérant la question comme encore à l'étude

Mais la pratique contre laquelle il s'élève fortement est celle qui consiste à combattre l'obésité commençante ou confirmée au moyen des préparations thyroïdiennes. Ici la fonction thyroïdienne persiste et la médication ne fait qu'ajouter à l'organisme un poison de plus et des plus toxiques.

M. François Franck proteste contre la vente libre d'un produit aussi dangereux et demande à l'Académie qu'une commission soit nommée, chargée d'étudier s'il n'y a pas lieu d'émettre le vœu que les pouvoirs compétents interdisent désormais la vente libre de ce poison qui ne devrait, à son avis, être délivré que sur l'ordonnance et sous la responsabilité du médecin.

Cette proposition est adoptée à l'unanimité.

MM. Lancereaux, Potain et Huchard appuient formellement de leur autorité l'opinion émise par le savant professeur du Collège de France.

Ils relatent également les observations cliniques d'un grand nombre de cas où des déboires graves et des accidents mortels ont été constatés.

Plus proche de l'hygiène que de la médecine proprement dite, la méthode naturelle utilise les agents physiques dans les modalités du secours curatif qu'ils mettent sans trêve à notre disposition, et dont nous savons, hélas ! si mal nous servir. Rien d'illogique, rien d'artificiel, dans le système Huguet, qui a fait ses preuves depuis tant d'années et dont le but atteint est précisément de rétablir l'équilibre normal des échanges vitaux. Alors que tous les moyens de la médecine ordinaire s'avouent radicalement impuissants, la méthode naturelle du Dr Huguet réalise des guérisons inespérées. Son grand avantage est de ne laisser pénétrer dans le sang aucun poison, aucune substance dangereuse *échappant à la direction médicale*. En outre, elle utilise toutes les énergies extérieures, toutes les puissances toniques et antiseptiques, les plus capables de remédier à ces deux causes capitales des maladies : l'épuisement nerveux et l'infection.

La faillite de la science médicale ne saurait exister que pour ceux qui se confinent étroitement dans une pharmacopée routinière, et évitent d'apprécier les immenses ressources de la nature, pour l'amélioration du sort des humains. C'est pourtant dans les attractions et les décompositions, dans les actions magnétiques et dans les grands courants, dans l'électricité statique et dynamique, dans la fonction respiratoire et oxygénante du sang, que nous pouvons puiser, comme dans une source intarissable, les éléments précieux de la guérison. Le tout est de savoir utiliser, combiner et manier, avec intelligence, ces moyens naturels, disciplinés par le secours d'appareils appropriés.

Dans toutes les affections où la sensibilité générale se trouve en jeu (*maladies nerveuses*), où les phénomènes de nutrition et de motilité sont en état de souffrance (*diathèses, maladies du sang, etc.*,) dans toutes les lésions des *voies aériennes*, par lesquels périssent, on le sait, les deux-tiers des êtres humains, la méthode naturelle du Dr Huguet nous fournit l'agent à la fois curatif et prophylactique.

Le ralentissement nutritif et l'épuisement de la vitalité générale constituent des états morbides vraiment trop mal influencés par les stimulants médicamenteux de la pharmacie, pour ne pas être traités, de préférence, au moyen de ces forces *vitalistes*, puissant levier qui utilise les lois naturelles de la guérison et en précise même les principes. Le Dr Huguet est, à coup sûr, le plus inventif et le plus savant des médecins qui osèrent rompre avec une tradition fallacieuse et revendiquer ces droits rationnels. Il est donc juste, il est équitable et humanitaire que sa méthode si perfectionnée (que nous allons exposer). prenne conscience, une bonne fois, de son opportunité, et vienne signaler ses bienfaits curatifs à tous ceux qui souffrent.

CHAPITRE II

L'AÉROTHÉRAPIE RATIONNELLE (inhalations)

L'aérothérapie, c'est-à-dire la méthode qui consiste à faire pénétrer par les poumons les principes médicateurs, n'est pas une méthode nouvelle. Le poumon est, en effet, la surface d'absorption la plus active et la plus large : c'est dans ses alvéoles que notre sang circule sans cesse, pour s'imprégner des principes vitaux ou oxygénés, que l'air atmosphérique apporte à ses globules. C'est par les poumons que nous contractons le plus grand nombre de maladies et parmi elles, la plus sinistre, je veux parler de la tuberculose. *Mais les principes bienfaisants et salutaires peuvent aussi bien s'incorporer par cette voie.* Grâce aux perfectionnements du Dr Huguet, la médication par les bronches est possible : les agents parasiticides, anti-tuberculeux, vivifiants et toniques, destructeurs des germes et régénérateurs de la vitalité, peuvent pénétrer, d'une manière rapide et constante, au contact des alvéoles pulmonaires et des capillaires sanguins. La guerre aux microbes (par l'action de présence directe des agents bactéricides les plus éprouvés (ozone, goudron, thymol, acide phénique, créosote, essences de pin, d'eucalyptus etc..,,) se trouve ainsi réalisée, avec la certitude de vaincre.

Ainsi qu'il l'a démontré à l'Académie de médecine, le Dr Huguet fait (à l'aide de l'ingénieux appareil dont nous donnons ici la figure) inhaler un air capable de fournir à tous la médication la plus efficace. Le professeur Chevreul, de l'Institut, en présentant, il y a une douzaine d'années, à ses collègues de l'Académie des sciences, *l'inhalateur ozoneur* du Dr Huguet, a démontré que, par cet appareil ingénieux, au plus haut degré, la quintessence médicamenteuse « pénètre jusqu'aux dernières alvéoles du poumon, où elle agit sur le sang à travers le délicat réseau capillaire qui rampe sur les parois de ces alvéoles. Comme parasiticide, antituberculeuse, tonique et vivifiante, cette médication, grâce à l'appareil en question, se recommande à l'attention des hommes de l'art. *J'ai été si flatté, dit en terminant M. Chevreul, de ce que j'ai vu chez le Dr Huguet, que je prie l'Académie de ne pas me mettre au nombre des membres de la commission que je lui propose de nommer pour examiner l'appareil inhalateur. Je suis conquis d'avance ; il faut que mes confrères soient conquis comme moi.* »

D'après le Dr Vigouroux, les inhalations faites à l'aide des appareils Huguet fournissent toujours les plus heureux résultats, grâce *à cet élément nouveau, qui n'existe point dans les inhalations classiques ordinaires. Cet élément est* **l'élément électrique**. *auquel sont dûes la sûreté de l'absorption curative et la pénétration rapide et constante, dans l'économie, des divers agents thérapeutiques modificateurs actifs des causes morbides et des microbes pathogènes.*

D'après l'opinion autorisée du Dr Pietra-Santa, « les personnes affaiblies, qui ne peuvent quitter la capitale pour aller demander aux forêts de sapins ou à la mer, les principes bienfaisants de leur atmosphère aromatique et vivifiante, trouvent chez notre savant confrère, méthodiquement associés et combinés, les agents *hygiéniques et curatifs* que peuvent réclamer leurs maladies. »

Enfin, dans un rapport circonstancié présenté à la Société française d'hygiène une commission de cette savante Compagnie déclare avec raison, que : « les appareils du Dr Huguet constituent le plus remarquable des perfectionnements de la médecine curative, puisqu'ils permettent :

1° D'introduire directement dans les voies respiratoires du malade un air constamment purifié et ozoné, chargé suivant les cas de principes salutaires (iode, iodoforme, essences de pin, acide phénique, eucalyptol, thymol, etc.). L'air respiré peut être mis en équilibre de température avec celle du malade au moyen d'un appareil de chauffage spécial :

2° De renouveler constamment l'air de la salle d'inhalation.

Revivification du sang dans les poumons, destruction des germes pathogènes, tel est en résumé, le double but obtenu par M. Huguet, au moyen de ses ingénieux appareils. »

Comprise de cette manière, l'*atmiatrie* (médecine des inhalations) n'est point une médication de luxe, une de ces méthodes accessoires, banales, inoffensives. C'est un système riche en activité et en énergie curative parfaitement coordonnée, offrant les plus sûres ressources aux infortunés atteints de maladies respiratoires, que l'on s'est efforcé vainement d'améliorer par les méthodes scolastiques. Avec quelques séances d'inhalations balsamiques ozonisées, les muqueuses les plus malades se modifient : les expectorations purulentes disparaissent ; les catarrhes laryngo-bronchiques se cicatrisent. C'est assurément la méthode de choix, pour diviser et répartir les actions médicamenteuses, désagréger aussi loin que possible les molécules antiseptiques et faire pénétrer, ainsi, au fin fond des cellules en souffrance, l'action médicatrice providentielle.

L'inhalation ozonisée a raison de l'oppression, même lorsqu'elle est d'origine asthmatique ou cardiaque, même lorsque des obstacles mécaniques pourraient faire croire à l'inanité de la médication par les bronches. Grâce à l'extrême division des principes curatifs, l'infiltration médicamenteuse se fait, profonde et pénétrante, à travers

TOUS LES JOURS
SAUF
Dimanches et Fêtes

AÉROTHÉRAPIE

27, Rue de Londres. — PARIS — Rue de Londres, 27.

De 9 heures à Midi
ET DE
1 heure 1/2 à 6 heures

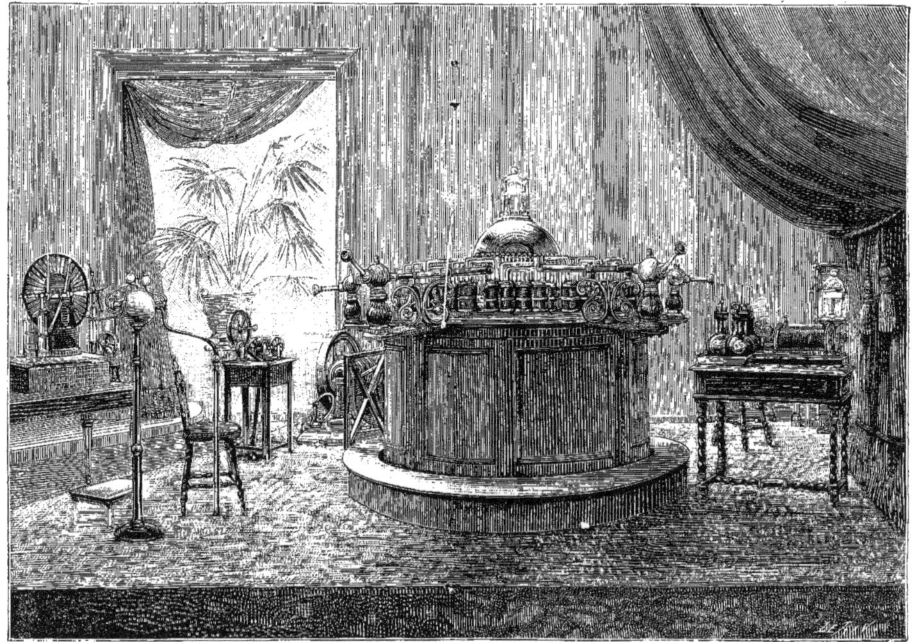

Vue de l'Inhalateur-ozoneur du Docteur Huguet (de Vars)

Inhalations balsamiques ozonisées. — Inhalations d'air pur ozonisé.
Pulvérisations antiseptiques ozonisées.

ENROUEMENTS ET LARYNGITES, ASTHME, EMPHYSÈME, OPPRESSIONS, GRIPPE ET INFLUENZA, BRONCHITE CHRONIQUE, CATARRHES, ÉTOUFFEMENTS, TOUX REBELLES
COQUELUCHE

la trame des organes. Ainsi, la méthode par inhalations électriques vise et atteint les causes et les racines de la maladie. Une dilution précise, une pulvérisation *atomistique*, pour ainsi dire, procurent ces résultats précieux, rapides, incontestés surtout chez les asthmatiques dyspeptiques, si réfractaires aux médicaments. Les poumons sont, en quelque sorte, soignés et comme pansés, par une action directe, ainsi que le réclamaient Borsieri et Laënnec. Dans les toux rebelles qui succèdent aux fièvres éruptives, dans les grippes et coqueluches survenues chez des sujets prédisposés à la tuberculose, dans les bronchites quinteuses ou spasmodiques, l'emphysème pulmonaire, les pharyngites chroniques, le coryza réfractaire à toutes les médications, la méthode du Dr Huguet accomplit de véritables résurrections.

Mais ce n'est pas tout. L'action curative ne se borne pas aux voies respiratoires. Les principes organisés et modificateurs traduisent leur action sur le sang par le retour à l'équilibre de l'état intégral des forces. La nutrition, stimulée et fortifiée par cet air vital, sédatif, antiseptique, se reconstitue et devient réfractaire aux bacilles. Les inhalations, toujours admirablement tolérées, remplacent ici les cures hydro-minérales et climatériques, et relèvent le taux constitutionnel des forces. La chloro-anémie, si fréquente chez les jeunes filles, et souvent compliquée de troubles digestifs, d'inappétence et de vomissements, est souvent mise en fuite par cette bienfaisante méthode : Dujardin-Beaumetz n'a-t-il pas démontré que l'estomac est promptement amélioré et que les forces renaissent par les inhalations d'oxygène électrisé ?..

Si les malades se remontent, si leurs forces se régénèrent, si l'assimilation alimentaire se reconstitue, c'est grâce à la prolifération du globule sanguin, contre-poison du lymphatisme et de l'anémie. En suroxygénant le sang, nous imprimons une activité plus grande aux combustions organiques, nous éliminons les produits septiques, nous combattons le diabète, la goutte, l'obésité, le rhumatisme chronique et toutes ces maladies dérivées du *ralentissement de nutrition,* c'est-à-dire du « trop de recettes et pas assez de dépense » dont le Dr Monin nous a donné la clef dans son récent livre des *Arthritiques.*

On obtient aussi d'excellents résultats des inhalations ozonisées, contre les vomissements nerveux en général et contre les vomissements incoercibles de la grossesse, en particulier ; contre le surmenage intellectuel, les névralgies tenaces, la neurasthénie, l'amaigrissement, la perte d'appétit, la pâleur habituelle, les convalescences lentes et irrégulières. La plupart des spécialistes les recommandent aussi contre l'enrouement des chanteurs et des orateurs, ainsi que contre les points de côté et tiraillements thoraciques, dus à des reliquats de fausses membranes, résultant de pleurésies ou de congestions pulmonaires anciennes.

Ce qui fait la valeur du médicament ainsi absorbé, c'est : 1° qu'il respecte l'estomac, « cet organe que nous devrions toujours entourer de soins pieux » (Peter) ; 2° c'est qu'il fournit le remède *à l'état naissant* ou à l'état électrogénique de *matière radiante*. A cause de cette particularité, l'activité médicamenteuse se trouve dynamisée, intensifiée et son énergie s'approprie mieux aux affinités, souvent impérieuses, d'un organisme souffrant.

En résumé, c'est la plus heureuse application de ce principe : *le remède placé directement sur la lésion, mis hors d'état d'offenser les voies digestives et d'intoxiquer l'organisme vivant.*

CHAPITRE III

L'ÉLECTROTHÉRAPIE RATIONNELLE

Notre époque est celle de l'électricité. Les applications médicales de cette force physique, aujourd'hui sûrement captée, s'étendent et se perfectionnent tous les jours. Les appareils du Dr Huguet, outre leur haute valeur pour la guérison des affections organiques et fonctionnelles (maladies de l'estomac et de la nutrition, migraines, neurasthénie etc.), ont une vertu capable de tranquilliser les malades les plus pusillanimes : ils sont absolument *indolores*, ne provoquent pas la moindre souffrance. Si l'on considère la facilité exceptionnelle qu'ils nous procurent, pour la guérison, sans drogues, d'une foule de maladies chroniques et notamment des affections arthritiques, on ne tardera pas à accorder la préférence à cette méthode de restitution vitale.

Le Dr Huguet a été le précurseur des applications actuelles de l'électricité statique, aujourd'hui popularisées par l'Ecole de la Salpêtrière, pour le traitement des névroses, des névralgies, de l'hypocondrie, de l'hystérie et de la danse de Saint-Guy. Il y a trente ans, l'électricité était méconnue : aujourd'hui, elle triomphe ; mais on n'a pas rendu assez justice aux précurseurs. Les appareils du Dr Huguet, si originaux, (qui ont nom *électro-myomoteur*, *excitateur interrupteur*, *brosse électrique*) ont été brévetés, récompensés aux diverses Expositions internationales. Dans le

dernier Congrès Universel d'Electricité, tenu à Paris, au palais de l'Industrie, notre savant maître a pu démontrer, avec succès, les diverses applications et opérations que l'on pouvait obtenir à l'aide de ses machines perfectionnées : bains électriques, contractions, explorations, pulvérisations et frictions, représentent les principales phases des traitements.

L'électrothérapie nous apparaît comme la panacée de notre état d'âme pathologique contemporain, frappé d'atonie physico-mentale. Bien appliquée, elle est essentiellement *sthénique* ; elle transfuse, en quelque sorte, l'énergie virile, accumule le vitalisme, harmonise l'équilibre nerveux chez les débiles, les neurasthéniques. les apathiques, les dégénérés, aujourd'hui légion. Elle actionne le fluide nerveux, dont elle devient le pilote directeur. Modificatrice aussi sûre que puissante, grâce au potentiel de ses merveilleux appareils, l'électricité, pratiquée suivant les méthodes du Dr Huguet, convient merveilleusement à toutes les maladies du système nerveux. Appliquée à temps, elle seule peut enrayer l'éclosion démesurée des symptômes et retarder l'incurabilité des affections du cerveau et de la moëlle. Que de malades désespérés, abandonnés ou condamnés, ont eu la bonne fortune de s'améliorer et de guérir, grâce à l'outillage perfectionné, que les savantes recherches du Dr Huguet ont mis à la disposition des patients et des médecins !

Le traitement électrique date d'une haute antiquité : mais les empiriques l'ayant monopolisé, les savants l'abandonnèrent. Il fallut toute l'autorité des Charcot, des Duchenne, des Burq, des Huguet, pour en réhabiliter les pratiques, actuellement presque banales. Ce sont les appareils statiques condensés et les courants induits de Faraday qui sont le plus en honneur. Rien de sédatif comme le bain électrique pris sur le tabouret de verre. On conçoit que les courants de forte tension triomphent promptement des symptômes nerveux, céphaliques ou abdominaux. Les paralysies, spasmes ou contractures, sont plutôt du ressort des courants continus, induits, interrompus, modificateurs de la sensibilité générale et spéciale, et galvanisateurs de la contractilité idiomusculaire.

Les observations cliniques du Dr Huguet nous montrent l'électrothérapie puissamment modificatrice dans les trois grands domaines de l'activité nerveuse : *motilité*, *sensibilité*, *intellectualité*. Pour activer la circulation paresseuse ou engourdie, imprimer aux sécrétions une stimulation sérieuse, distribuer et répartir l'énergie dynamique, sur les points les plus affaiblis de nos organes, triompher de l'inappétence et de l'insomnie rebelles, etc..., l'électricité se montre toute puissante, sans nous donner les déboires qu'entraîne habituellement la médication pharmaceutique.

OBSERVATIONS

ASTHME

OBSERVATION I. — Monsieur V..., 22 ans, a été sujet, dans son enfance, à des accès de suffocation répétés jusqu'à l'âge de 15 ans. De 15 à 19 ans, les accès de suffocation cessent et le sujet peut monter rapidement les escaliers, sans éprouver aucun malaise thoracique.

A 19 ans, pendant son service militaire, il est repris, à la suite d'un effort violent, des symptômes asthmatiques disparus depuis sa 15e année. L'analyse des urines est parfaitement normale. La percussion de la poitrine n'indique pas de sonorité exagérée. L'auscultation ne fait entendre que quelques râles sibilants sans signification. Le malade expire facilement l'air par les narines, mais l'inspiration est plus difficile. La muqueuse nasale est gonflée. La muqueuse pharyngée est le siège de quelques granulations et rougeurs.

Le 21 juin 1898, Monsieur V..., commence à faire des inhalations d'air ozonisé chargé d'iodoforme et de goudron créosoté. Le 25 juin, une amélioration sensible s'est produite ; les râles ont disparu ; l'inspiration par le nez se fait facilement ; le malade continue des inhalations d'air ozonisé chargé d'eucalyptol et de menthol.

Le 1er juillet 1898, Monsieur V... a fait dix inhalations ; il se trouve très bien ; les accès d'asthme n'ont pas reparu.

ASTHME

OBSERVATION II. — Monsieur le commandant M..., 60 ans, est atteint depuis plusieurs années, d'emphysème et de catarrhe pulmonaire chronique; chaque fois qu'il s'enrhume, il éprouve des accès d'asthme qui le réveillent et l'empêchent de dormir étendu ; c'est à peine s'il peut trouver, assis, quelques heures de sommeil. C'est dans cet état qu'il vient le 10 mai 1898, à l'établissement d'aérothérapie. On constate à la percussion une sonorité exagérée et à l'auscultation des râles sibilants, disséminés dans les deux poumons ; le malade est lui-même incommodé par les sifflements qu'il perçoit et qui contribuent à son insomnie.

Du 10 mai au 21 mai, il fait, pendant une heure, chaque fois, 10 séances pendant lesquelles il respire de l'air ozonisé, chargé d'eucalyptol et de goudron créosoté. Dès la 3e séance, il a pu s'étendre dans son lit et se coucher horizontalement. Pendant les mois qui suivent, le commandant part en voyage et son état reste satisfaisant.

Au mois d'octobre 1898, le 9, Monsieur M... prend froid et s'enrhume. On constate, le 11, des râles sibilants très nombreux, de l'expiration prolongée, avec une sonorité exagérée de la poitrine à la percussion. Le malade s'est fait poser des pointes de feu, sans grande amélioration : il lui est impossible de dormir étendu et il passe la nuit dans un fauteuil. Il fait une première inhalation d'air ozonisé, d'eucalyptol et de goudron créosoté le 11 et, dès le soir même, il peut dormir couché. Après la 5e séance, il ne conserve qu'un peu d'enrouement, les râles sibilants ont disparu ; quelques jours plus tard, il peut partir guéri.

BRONCHITE CHRONIQUE

OBSERVATION III. — Monsieur H..., 35 ans, est malade depuis 4 ans, il tousse beaucoup la nuit, ne dort pas. Il n'a jamais craché de sang.

Depuis un mois il se trouve plus malade, a perdu l'appétit et a beaucoup de peine à marcher, essoufflé qu'il est au moindre effort.

Le 28 septembre 1898, on constate à la percussion de la matité au sommet droit; à l'auscultation, des râles secs, (presque des craquements) et des râles sibilants nombreux dans les deux poumons.

Le malade s'est fait appliquer des pointes de feu à droite, qui n'ont pas procuré un notable soulagement.

Il commence, dès ce jour, des inhalations d'air ozonisé chargé d'eucalyptol et de gaïacol, qu'il continue pendant 10 jours (une heure chaque séance).

Le 4 octobre, nous constatons un mieux sensible, les craquements ont diminué, les râles sont moins nombreux. L'état général s'est encore plus amélioré que l'état local : car Monsieur H... dort bien et peut faire des courses d'une heure de durée. L'examen bactériologique, fait au laboratoire municipal, n'a fait découvrir aucun bacille de Koch.

Après 10 séances, Monsieur H... ne tousse plus. Il conserve seulement un peu de matité au sommet du poumon droit; les râles ont disparu. Très satisfait de son état, il reprend ses occupations habituelles.

BRONCHITE

OBSERVATION IV. — Monsieur V..., 74 ans, d'une constitution vigoureuse, est pris en avril d'une toux assez intense avec expectoration jaunâtre. A l'auscultation, on entend des râles sibilants, nombreux ; la percussion ne décèle aucune matité.

Nous lui conseillons des inhalations d'air ozonisé chargé d'eucalyptol. Dès la 3e inhalation, il ne tousse plus, dort toutes ses nuits et l'expectoration a disparu, néanmoins il continue ses inhalations. Après la dixième, on ne trouve plus aucun symptôme de la bronchite dont la durée (on le voit et c'est la règle) *a été considérablement diminuée par l'emploi des inhalations.*

Nous pourrions citer un grand nombre d'observations analogues : quelques inhalations d'air ozonisé chargé d'eucalyptol jugulant, en peu de jours, des rhumes qui semblaient devoir durer longtemps, et chez des personnes prédisposées.

BRONCHITE CHRONIQUE DATANT DE 10 ANS
(*Asthme de foin*)

OBSERVATION V. — Le 31 mai 1898, Mme G. vient nous consulter et nous raconte qu'il y a 10 ans, elle a eu une bronchite qui a duré plusieurs mois et que tous les ans elle est reprise, au printemps, d'un rhume qui persiste jusqu'au fort de l'été. Depuis 10 ans, cependant, Mme G a eu 4 enfants, dont l'aîné a 8 ans et le plus jeune 18 mois.

Au printemps de 1897, Mme G. ne s'est pas bien remise de sa bronchite annuelle, qui a persisté jusqu'à présent, et même avec une recrudescence depuis 15 jours.

On constate, à la percussion, un peu de matité à droite, en arrière et en haut ; on y entend des râles sifflants ; le côté gauche est sain, la base des poumons ne fait entendre aucun râle.

Le 17 juin, la matité du côté droit a presque disparu ; mais on entend encore des râles sibilants à droite, la malade n'en est pas incommodée, elle dort bien et ne tousse pas la nuit : elle vient de faire sa 16e inhalation.

Le 24 juin, Mme G... se sent plus forte, elle ne tousse plus et a pu faire, dans Paris, d'assez longues courses.

Il y a cependant encore quelques râles sibilants au sommet.

L'appétit est très satisfaisant ; Mme G... retourne à Nantes très notablement améliorée.

Les nouvelles reçues en décembre sont bonnes et l'état de guérison se maintient intégralement bon.

BRONCHITE QUINTEUSE

OBSERVATION VI. — Mme C..., 60 ans, souffre d'une affection ancienne du foie (coliques hépatiques) ; mais, en outre, depuis le 15 avril, est atteinte d'une toux quinteuse (20 quintes par jour) avec absence de sommeil et d'appétit. La malade compare, avec raison, son affection à la coqueluche, mais il s'agit d'une toux coqueluchoïde, les quintes n'étant pas accompagnées de *reprises*.

A l'auscultation et à la percussion. on constate les signes ordinaires d'une bronchite simple, c'est-à-dire de nombreux râles-sibilants et ronflants.

Le 2 mai 1898, Mme C... commence les inhalations. Dès la troisième, les quintes n'ont plus lieu que deux fois en 24 heures, la malade peut dormir et l'appétit est revenu. Après 15 inhalations, la guérison est complète. La malade remarque elle-même qu'elle n'a jamais pu venir à bout d'un rhume aussi rapidement. Le 29 juin, elle part pour Vichy, complètement débarrassée de son affection pulmonaire et disposée à faire sa cure hépatique annuelle.

SPLÉNO-PNEUMONIE DROITE

OBSERVATION VII. — M. B... nous est adressé par son médecin traitant : il nous le recommande comme atteint d'induration pulmonaire à droite, qu'il désigne sous le nom de « spléno-pneumonie » et qui dure depuis trois mois

En effet, à la percussion, le poumon droit est mat dans toute son étendue et surtout à la base. Nous pensons qu'il y a dû exister une pleurésie concomitante. Des râles sibilants nombreux s'entendent à gauche plus qu'à droite, où le murmure pulmonaire est faible.

Après opinion conforme de notre confrère, nous appliquons des pointes de feu et commençons à faire des inhalations d'air ozonisé, chargé d'iodoforme et d'eucalyptol, le 21 juin 1898.

L'état général était mauvais, le facies grippé, les forces affaissées. Le malade avait peine à se tenir debout ; le moindre effort physique ou intellectuel le fatiguait à l'exrême.

Le 1er juillet, l'auscultation fait percevoir des râles sibilants bien moins nombreux ; la matité du côté droit est également moins complète ; nous continuons les inhalations d'air ozonisé chargé de goudron créosoté, d'eucalyptol et d'iodoforme. Le 8 juillet, il y a encore de la matité à droite, mais elle est bien moins prononcée au sommet. Les râles sont moins nombreux et l'air commence à pénétrer à la base du poumon.

L'état général s'est considérablement amélioré, les yeux sont vifs, l'appétit est revenu et les forces sont notoirement augmentées ; le malade commence à sortir à pied et avec plaisir.

Le 15 juillet, la matité a encore diminué ; le sommet droit a recouvré la sonorité normale ; l'air pénètre jusqu'à la base du poumon droit. L'état général est de plus en plus satisfaisant, l'appétit devient impérieux.

Le 22 juillet 1898, l'amélioration s'accentue de plus en plus. La matité a presque disparu totalement.

Le 5 août, le malade se trouve très bien, ses forces ont encore augmenté ; avant de reprendre ses occupations, il va passer quelques jours à la campagne ; il a pris en tout 20 inhalations !

En résumé, nous avons relaté l'histoire d'un malade dont l'état paraissait désespéré et qui, en six semaines, a recouvré une santé satisfaisante.

CORYZA ET BRONCHITE

OBSERVATION VIII. — Mme C... 46 ans, 2 enfants, a été atteinte dans sa jeunesse, d'une tumeur blanche du genou, guérie par les pointes de feu répétées ; elle n'a jamais présenté de signes de tuberculose pulmonaire.

Aujourd'hui, 10 juin 1898, elle se plaint d'un rhume qui lui dure depuis 15 jours et dont elle ne peut se débarrasser ; elle a des quintes fatigantes pendant la nuit.

A la percussion, on ne trouve pas de différence entre les deux côtés de la poitrine. A l'auscultation, on perçoit des râles sibilants nombreux et secs, disséminés dans les deux poumons.

Mme C... fait des inhalations d'air ozonisé chargé de goudron créosoté, d'eucalyptol et de menthol.

Dès la 3e inhalation, elle se trouve mieux : la toux est moins forte, les quintes plus éloignées les unes des autres ; le coryza n'existe plus.

Après la dixième inhalation, la toux a disparu ; au commencement d'août, on ne trouve plus traces de l'affection pulmonaire qui menaçait d'être grave et de longue durée.

En novembre et en décembre, nous revoyons Mme C.., dont la guérison s'est maintenue parfaitement.

BRONCHITE SUSPECTE

OBSERVATION IX. — Mlle C... 20 ans, a perdu sa mère du tuberculose avérée ; elle a une sœur plus âgée, atteinte de tuberculose avancée.

Mlle C... tousse depuis plusieurs mois, nous constatons de légers craquements à droite avec une matité manifeste au sommet. Nou craignons d'être en présence d'une tuberculose commençante : le 3 mai 1898, nous conseillons de faire, chaque jour, pendant une heure, des inhalatious d'air ozonisé chargé de goudron créosoté et de thymol.

Le 17 mai, après sa 10e inhalation, la malade ne tousse plus ; les symptômes de bronchite ont disparu.

Cet état satisfaisant persiste jusqu'en novembre, époque à laquelle Mlle C... perd sa sœur, atteinte de tuberculose, qu'elle allait soigner souvent. Elle se remet à tousser et à l'auscultation, on perçoit à nouveau des râles secs au sommet des poumons, mais la matité n'est pas prononcée; en somme, les symptômes pulmonaires sont moins accusés qu'en mai ; la malade a, toutefois, maigri et a perdu l'appétit.

Le 15 novembre, Mlle C... commence les inhalations d'air ozonisé chargé de thymol et d'iodoforme : dès la 3e inhalation, la toux nocturne a disparu, l'appétit est revenu très vif. Après 10 jours d'inhalation, la malade se trouve très bien, ne tousse plus et se considère comme guérie.

A la fin de décembre, nous apprenons qu'elle continue à aller bien et que la guérison s'est maintenue.

TUBERCULOSE

OBSERVATION X. — M. L... 48 ans, est malade depuis 10 ans ; il a perdu un frère et un fils de tuberculose et il a lui-même des signes manifestes de caverne dans le sommet droit ; souffle amphorique et gargouillements.

Au début de la maladie, il a plusieurs fois craché du sang en assez grande abondance ; mais cela ne lui est plus arrivé depuis 3 ans.

En mai 1898, il se sent fatigué, sans appétit ; ses forces l'abandonnent ; il est atteint de toux fréquente et de diarrhée. Je lui conseille de faire des inhalations d'air ozonisé chargé d'eucalyptol et d'iodoforme (une heure chaque jour pendant quinze jours).

Après ce laps de temps, il se sent mieux. Dès les premières inhalations l'appétit et le sommeil étaient revenus, la toux avait diminué et les selles étaient redevenues normales. Il peut reprendre ses occupations de placier qu'il avait dû interrompre.

Son état est assez satisfaisant jusqu'en octobre où il prend un rhume qui le fatigue et l'empêche de dormir. La poitrine est le siège de râles sibilants nombreux. Il revient, de nouveau, faire 10 inhalations, après lesquelles il ne tousse plus, dort bien et jouit d'un grand appétit lui permettant la résistance à la phtisie.

Le mois de novembre se passe pour lui sans aucun accident ; il continue son métier, assez dur, de placier.

COQUELUCHE

OBSERVATION XI. — Mademoiselle S..., 11 ans, très délicate, sujette à de fréquents rhumes, contracte la coqueluche avec *30 quintes* par 24 heures. Le sommeil était supprimé et l'alimentation très difficile. Dès la première inhalation, les quintes ne se présentèrent plus que 15 fois dans les 24 heures. Après la troisième séance, il n'y avait plus que *3 quintes* en 24 heures, et après la dixième, une seule quinte par jour.

Après 20 inhalations, la petite malade était complètement guérie, ne toussait plus et put faire sa première communion qu'on avait craint d'être obligé d'ajourner.

Le frère de la précédente, atteint également de coqueluche, ne fit que quelques inhalations, ses quintes diminuèrent aussitôt de fréquence et d'intensité : après cinq séances, il ne toussait plus qu'une fois en 24 heures.

OBSERVATION XII. — Monsieur G..., homme de 28 ans, est atteint de coqueluche depuis 4 mois. Malgré les traitements les mieux institués, il a encore, au moment où nous le voyons, dix quintes par jour, dont 4 ou 5 le matin.

Il commence son traitement le 24 mai ; à partir de la troisième inhalation, la toux du matin a disparu, les quintes ne se présentent plus que 4 fois en 24 heures.

Après la 10e inhalation, il fut considéré comme guéri. Depuis, sa guérison s'est bien maintenue et la toux a complètement cessé.

OBSERVATIONS XIII et XIV. — Enfants C... Le plus âgé, né en 1890, est sujet à des toux fréquentes : il a eu une pneumonie double en 1893 et une autre en 1894, et, depuis ce temps, il a continué à tousser. Aujourd'hui 8 juillet 1898, il a des quintes avérées de coqueluche, qui ont débuté il y a 8 jours.

Les quintes sont au nombre de 10 à 12 par jour ; déjà, on remarque l'ulcération caractéristique du frein de la langue. Après la 5e inhalation, l'enfant ne présente plus qu'une quinte en 24 heures ; après 11 inhalations, le petit malade, parfaitement guéri, part à la campagne. L'ulcération du frein de la langue a disparu.

Le plus jeune, né en 1893, tousse depuis 8 jours et a des quintes caractérisées depuis 4 jours, au nombre de 30 à 35 par jour. L'ulcération du frein de la langue est très prononcée.

Il est abattu, vomit presque tous les aliments ; il prend sa première inhalation le 8, à 11 heures. Le lendemain, à la même heure, il n'a eu que 5 quintes et n'a vomi qu'une seule fois, il a pu dormir un peu. Pendant sa seconde inhalation, il est pris d'une quinte peu intense.

Les accès se maintiennent au nombre de 3 à 4 jusqu'à la cinquième inhalation.

A la huitième, il n'y en a plus qu'un, par jour et à la 11e, le malade ne tousse plus. Il part à la campagne et, comme chez son frère, l'ulcération du frein de la langue a complètement disparu.

Dans les 5 observations que nous venons d'analyser brièvement, nous sommes frappés par la brusque diminution des quintes dès les premières inhalations ; il paraît se passer, ici, un phénomène analogue à celui qui se produit quand on change d'air, un malade atteint de coqueluche, et c'est bien cela qu'il fait en effet : il vient pendant une heure, respirer un air absolument pur ; c'est un vrai séjour à la campagne.

BRONCHITE SPASMODIQUE. ADÉNOPATHIE BRONCHIQUE

OBSERVATION XV. — Le jeune L. G..., âgé de 5 ans 1/2, nous a été adressé pour le soumettre au traitement par les inhalations d'air ozonisé chargé de vapeurs médicamenteuses.

Voici l'historique sommaire fourni par le médecin traitant, sur l'état de santé de cet enfant.

L. G... est d'une bonne constitution apparente : taille au-dessus de la moyenne, a été un peu en retard pour la marche et la parole ; teint blême, peau blanche, mais exempté d'aucune manifestation diathesique.

Cet enfant a été atteint, depuis l'âge de 2 ans, de plusieurs crises de faux croup (laryngite striduleuse) suivies de bronchites traînantes.

Du côté du tube digestif, il a présenté une atonie constante ; n'ayant jamais faim, ne demandant jamais à manger, comme les enfants de 3 à 4 ans le font habituellement.

Au mois de septembre 1898, L. G... est pris d'une nouvelle crise de laryngite, qui le tient trois semaines à la chambre. Il a de la fièvre, perd ses forces, tousse constamment ; il présente de l'insomnie, des terreurs nocturnes et cet état persistant tout le mois d'octobre, jusqu'au milieu de novembre, le médecin consultant prescrit les inhalations ozonisées à l'Etablissement de la rue de Londres, 27.

Le petit malade est faible, son teint est pâle et anémié ; il présente des chapelets de ganglions cervicaux.

L'absence de phénomènes physiques à la base et sur les côtés des poumons fait penser, avec juste raison, à de l'adénopathie bronchique ; c'est dans cet état que le jeune L. G... prend sa première inhalation (une heure) d'air ozonisé chargé d'iodoforme et d'eucalyptol.

Dès la 4e inhalation, la toux s'est considérablement atténuée. On continue alors les inhalations d'air ozonisé chargé de lavande et de goudron créosoté. Le sommeil est calme, plus de terreurs nocturnes. Au bout de 15 jours, l'appétit, chose remarquable, est apparu. L'enfant a demandé à manger. Après 20 inhalations, le teint se colore, l'enfant prend de l'entrain, joue et marche sans fatigue, les ganglions cervicaux ont disparu totalement.

NEURASTHÉNIE

Guérie par les bains électro-statiques

OBSERVATION XVI. — Mademoiselle L..., 44 ans, vient d'avoir en octobre 1898, une grippe infectieuse, qui, pendant 3 jours, lui a donné une fièvre intense (41 degrés).

Mademoiselle L... n'a jamais été très bien réglée, excepté cependant depuis 3 mois ; depuis sa grippe, elle ne peut arriver à se remettre, mange mal, ne dort pas, se plaint de cauchemars, se trouve dans l'impossibilité de travailler ; elle commence certain travail, puis l'abandonne aussitôt ; elle a des oublis fréquents, des envies de pleurer sans motif.

La palpation du ventre n'indique aucune douleur au niveau des ovaires : nous diagnostiquons une neurasthénie consécutive à la grippe.

Nous engageons Mlle L... à faire des séances d'électricité statique, qu'elle commence le 14 novembre 1898.

Elle se pose sur une chaise longue isolée, en communication avec la machine statique. A l'aide d'une plaque à pointes multiples, on soutire des effluves de la tête, de la nuque et de la colonne vertébrale. La séance dure une demi-heure et est renouvelée tous les jours.

A la 5ᵉ séance, Mademoiselle L... commence à se trouver mieux ; elle a dormi les deux dernières nuits de 10 heures du soir à 4 heures du matin, ce qui ne lui était pas arrivé depuis longtemps. Elle n'a plus de cauchemars, se réveille sans se sentir fatiguée, les envies de pleurer ont disparu. Après la 10ᵉ électrisation, la malade se sent tout à fait bien et reprend ses occupations habituelles.

DYSPEPSIE. HEMORRHOÏDES

OBSERVATION XVII. — Monsieur A..., vient nous consulter le 5 juillet 1898, pour une dyspepsie accompagnée de rejets de gaz pénibles.

Il est en outre affecté, depuis longtemps, d'hémorrhoïdes fluentes, qui parfois coulent assez pour traverser son pantalon, ce qui est arrivé notamment il y a 15 jours.

Je conseille l'usage des bains d'électricité statique et le massage des muscles du périnée avec l'appareil électro-myomoteur. Son médecin, depuis longtemps, lui avait conseillé l'emploi de suppositoires à la ratanhia et l'usage de l'Elixir d'hamamelis, dit de Virginie, mais le résultat n'avait pas été satisfaisant.

Le malade, étendu sur une chaise longue isolée, est soumis pendant une demi-heure, à l'action de l'électricité statique. On lui provoque, sur les muscles du périnée, pendant un quart d'heure, des contractions avec l'appareil électro-myomoteur.

Les muscles du périnée se contractent mal pendant les trois premières séances ; mais, peu à peu ensuite, les contractions deviennent plus aisées, plus intenses et à la huitième séance, apparaissent aussi marquées que chez un sujet sain.

Les mêmes contractions sont faites sur les muscles du creux de l'estomac et du ventre.

Le malade prend des bains électriques les 5, 6, 7, 8, 9, 12, 13, 15, 16 et 18 juillet.

Pendant ce temps, l'appétit est revenu, les malaises ont disparu, les gaz ont cessé de troubler le malade; en même temps les hémorrhoïdes ont cessé de couler depuis la 4e électrisation, c'est-à-dire depuis le 8 juillet, et à la 10e électrisation, Monsieur A... se sent tout à fait bien. En août et décembre, nous avons eu des nouvelles de Monsieur A... dont la guérison s'est maintenue.

TORTICOLIS

OBSERVATION. XVIII. — Le traitement consiste à placer le malade sur une chaise longue isolée et à le soumettre à l'électricité statique; puis à solliciter des contractions musculaires, au moyen de l'appareil électro-myomoteur. On obtient avec cet appareil, indolore pour le malade, les contractions musculaires les plus énergiques, sans tétaniser le muscle, et on met celui-ci dans les conditions les meilleures, pour qu'il puisse effectuer et sa nutrition et ses fonctions ordinaires. La durée de chaque séance est d'une demi-heure.

Nous avons employé ce traitement sur deux malades atteints de torticolis.

L'un était malade depuis 8 jours, l'autre depuis 10 jours. Tous deux avaient la tête portée sur l'épaule droite avec le menton dévié du côté opposé, et il était impossible d'essayer le redressement de la tête, sans provoquer de très pénibles douleurs. Ces deux torticolis étaient permanents, c'est-à-dire non intermittents et nous parurent nettement de nature rhumatismale; ils siégeaient évidemment sur le muscle sterno-mastoïdien.

Le premier de ces malades fut mis sur la chaise longue isolée, et pendant 20 minutes soumis à l'électricité statique; pendant 10 autres minutes, le muscle sterno-mastoïdien fut électrisé à l'aide de l'appareil électro-myomoteur. Au sortir de cette première séance, il put tourner la tête à sa volonté et l'incliner à droite et à gauche — il partit de la rue de Londres, absolument guéri. Depuis, nous avons eu deux fois de ses nouvelles et la guérison s'est confirmée.

Le second malade fut soumis au même traitement; mais la guérison ne fut complète qu'à la troisième séance.

Nous avons eu de ses nouvelles : le torticolis ne s'est pas reproduit.

RACHIALGIE RHUMATISMALE

OBSERVATION. XIX. — M. L... nous a été amené par un de nos confrères qui avait diagnostiqué une rachialgie rhumatismale.

Ce malade, depuis six semaines, souffrait de douleurs de rachialgie des plus intenses; il lui était impossible de se tenir debout : la première fois, il dut, pour venir à la salle d'électrisation, se *faire porter*, ses jambes lui refusant tout service. Il fut placé sur la chaise-longue électrisée, et, après quelques minutes de bain électrique, nous lui fîmes des passes avec l'appareil à pointes le long de la colonne vertébrale et des membres inférieurs; puis, l'appareil électro-myomoteur produisit des contractions musculaires qui ne furent pas douloureuses.

Le malade se sentit mieux dès la première séance, mais dut encore se faire soutenir de chaque côté pour reprendre sa voiture.

Les séances suivantes, qui eurent lieu sans interruption, amenèrent une amélioration progressive : à la dixième, le malade vint seul et put s'en retourner à pied. Depuis lors, il a repris ses occupations et la guérison de sa rachialgie s'est pleinement confirmée.

NÉVRALGIE FACIALE

OBSERVATION XX. — Mme F... âgée de 50 ans, a été sujette à des migraines invétérées, depuis 30 ans. Elles ont disparu il y a 2 ans, pour faire place à des névralgies faciales, du côté droit principalement, assez intenses pour rendre toute espèce d'occupations impossible.

Mme F... vient essayer le traitement par l'électricité statique le 16 septembre. Elle prend le bain électrique et à l'aide de l'appareil à pointes multiples, on lui soustrait lentement l'électricité dont elle est imprégnée. Une amélioration notable se produisit vers la 10e séance ; la malade continua et à la 20e, elle se trouva tout à fait bien, au comble du bonheur de se trouver débarrassée de sa névralgie faciale.

Nous avons suivi la malade : fin décembre, la guérison s'était bien maintenue.

PARALYSIE DU DELTOÏDE, APRÈS UNE CONTUSION

OBSERVATION XXI. — Le 15 août, Mme X... poussée par son chien, tombe lourdement sur l'épaule gauche et se relève avec des souffrances excessives dans le membre supérieur gauche ; cependant, les mouvements sont conservés, le bras n'est pas écarté du corps ; le médecin, appelé, ne constate ni fracture, ni luxation. Nous ne voyons la malade qu'un mois après l'accident et nous constatons l'existence de douleurs très vives par les mouvements communiqués, avec impossibilité de lever le coude horizontalement par un mouvement spontané. Les mouvements communiqués sont plus étendus ; mais la douleur provoquée nous arrête. Le deltoïde est manifestement atrophié à gauche. Le Dr Lucas-Championnière pense qu'il y a eu une sorte d'écrasement de la tête humérale.

Nous faisons, d'abord, du massage modéré, qui est assez mal supporté et qui paraît exaspérer la douleur quand il est prolongé.

Les pointes de feu, appliquées à trois reprises différentes, calment un peu les douleurs, qui siégeaient principalement au niveau du nerf cubital.

Nous faisons ensuite des séances d'électricité de 20 minutes de durée pendant lesquelles l'appareil électro-myomoteur est appliqué pendant 10 minutes chaque fois.

La malade a fait en tout 13 séances, malheureusement trop éloignées les unes des autres. Malgré cela, elle peut, aujourd'hui, 10 novembre, mettre sa main sur sa tête, et la porter en arrière pour attacher sa ceinture.

Le muscle deltoïde, qui se contractait très mal dans les premières séances, se contracte très bien ; la malade peut lever le coude horizontalement, mais elle ne saurait encore dépasser cette ligne.

L'amélioration est, cependant, bien acquise et Mme X... est maintenant sûre de recouvrer l'usage complet de son bras.

LUMBAGO

(Cette observation nous est communiquée par le Médecin traitant)

OBSERVATION XXII. — M. M... architecte, me fait appeler le 24 décembre 1898 ; il me raconte que, de retour d'un voyage dans les Ardennes, pendant la nuit du 16, il a été pris de violentes douleurs dans les reins, qui l'ont aussitôt immobilisé à la chambre et au lit. Après avoir essayé des frictions térébenthinées, il se fait conduire au bain de vapeur le 18, va prendre un bain de Barèges le 20, qu'il renouvelle le 22 ; mais son état restant stationnaire il se décide à me demander conseil le 24, au soir.

Le malade est couché ; les mouvements sont très pénibles, et la marche presque impossible ; pas de fièvre.

La localisation de la douleur, le maintien du malade, l'absence de symptômes spéciaux à toute autre maladie, ne laissent aucun doute sur la nature de l'affection.

« Lumbago par refroidissement ou rhumatismal ».

Le sujet, du reste, est manifestement arthritique.

M. M... insiste pour que je lui indique au plus tôt un traitement radical. Après les vaines tentatives qu'il avait faites lui-même (frictions, étuve, bains, etc.), je ne trouvai rien de mieux que de conseiller les électrisations ainsi qu'on les pratique à l'établissement spécial de la rue de Londres, 27.

Après une première séance, de 30 minutes (Bain électro-statique et application de l'appareil électro-myomoteur), le malade se sent mieux et peut s'en retourner à pied.

Le lendemain, deuxième séance de même durée (Bain électro-statique avec nouvelle application de l'appareil électro-myomoteur). M. M... ne souffre presque plus ; la marche lui est facile et il se considère comme guéri. Il a repris ses occupations ; le 2 janvier il m'avoue n'avoir plus rien ressenti dès le lendemain de sa deuxième électrisation.

TABLE

AVIS IMPORTANT

Les personnes désireuses d'obtenir des renseignements complémentaires ou de visiter l'Etablissement médical du Dr HUGUET, 27, rue de Londres, seront accueillies avec empressement par le Médecin-Directeur, de 9 heure à 11 heures (dimanches et fêtes exceptés).

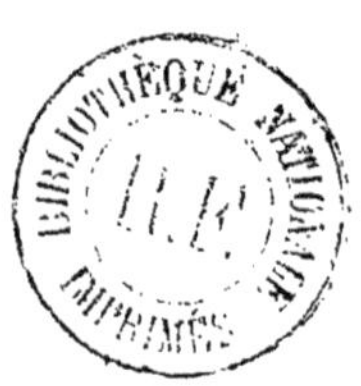

A LA MÊME SOCIÉTÉ D'ÉDITIONS

Châteauroux. — Typ. et Lith. P. Langlois et Cie

www.ingramcontent.com/pod-product-compliance
Ingram Content Group UK Ltd.
Pitfield, Milton Keynes, MK11 3LW, UK
UKHW021037220726
13924UKWH00001B/370

9 782019 272920